DES

EAUX DE VICHY, DE LA BILE ET DU FOIE

Maux d'Estomac, Maux de Tête, Maux de Reins

EXPOSÉ

THÉORIQUE ET PRATIQUE

D'UN

NOUVEAU TRAITEMENT ANTIBILIEUX, CURATIF, PRÉVENTIF

D'UN EFFET PROMPT, RAPIDE, EFFICACE, DURABLE

Contre la constipation ; guérissant, avec ou sans les Eaux de Vichy, les Coliques hépatiques, néphrétiques, les Maladies du foie, d'estomac et d'entrailles ; diminuant notablement la Goutte, les Rhumatismes, le Diabète, la Gravelle, les Affections urinaires ; réduisant peu à peu les embarras de l'Obésité et les inconvénients de l'Embonpoint;

AVEC LES PILULES DE VICHY SELON LA FORMULE PRESCRITE

PAR LE

Docteur COLLONGUES

MÉDECIN CONSULTANT A VICHY

Le dépôt général des pilules VICHY-COLLONGUES est chez M. Ferdinand Desbrest pharmacien à Vichy.

NICE

IMPRIMERIE ET PAPETERIE ANGLO-FRANÇAISE MALVANO-MIGNON

62, rue Gioffredo, 62

1878

DE LA

GRANDE GRILLE, DE LA BILE ET DU FOIE

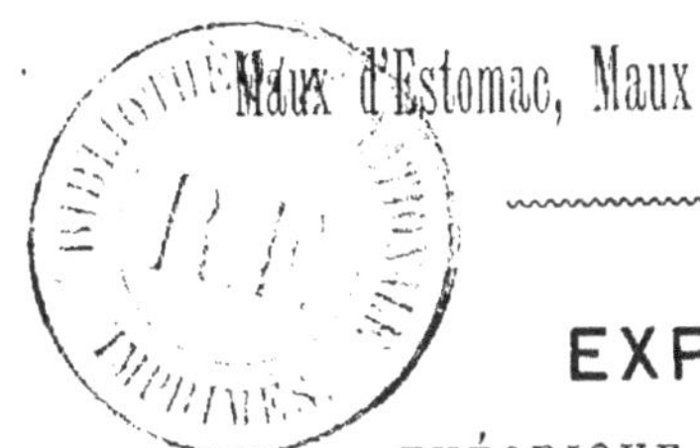

Maux d'Estomac, Maux de Tête, Maux de Reins

EXPOSÉ

THÉORIQUE ET PRATIQUE

D'UN

NOUVEAU TRAITEMENT LAXATIF, CURATIF, PRÉVENTIF

D'UN EFFET PROMPT, RAPIDE, EFFICACE, DURABLE

Contre la constipation ; guérissant, avec ou sans les Eaux de Vichy, les Coliques hépatiques, néphrétiques, les Maladies du foie, d'estomac et d'entrailles ; diminuant notablement la Goutte, les Rhumatismes, le Diabète, la Gravelle, les Affections urinaires ; réduisant peu à peu les embarras de l'Obésité et les inconvénients de l'Embonpoint ;

AVEC LES PILULES DE VICHY SELON LA FORMULE PRESCRITE

PAR LE

Docteur COLLONGUES

MÉDECIN CONSULTANT A VICHY

Le dépôt général des pilules VICHY-COLLONGUES est chez M. Ferdinand Desbrest pharmacien à Vichy.

NICE

IMPRIMERIE ET PAPETERIE ANGLO-FRANÇAISE, MALVANO-MIGNON

62, rue Gioffredo, 62

1878

HOMMAGE

A LA SOURCE DE LA GRANDE GRILLE DE VICHY

ses caractères physiques, chimiques, physiologiques et curatifs.

La Grande Grille de Vichy coule dans la galerie nord du grand établissement thermal. Elle y occupe son extrémité Est. A peine est-on entré dans cette galerie que l'oreille est frappée d'une cadence rhythmique très puissante. C'est le cri de sortie d'un flot minéral à 41° de chaleur, sorte d'ébullition intermittente faisant irruption, comme par éclats, des entrailles de la terre, poussé par la force centrifuge du gaz acide carbonique. Son jet est lancé du niveau du sol à 1 mètre de hauteur; sa grosseur en est imposante et sa voix grave, inégale, majestueuse, se renforçant toutes les deux ou trois secondes, produit l'effet du hennissement d'un coursier qui atteint son but après un long trajet. Que de majesté et de puissance dans cette onde brisée et fumante! Son aspect commande le respect, la vénération. Jamais en approchant du saint tabernacle je ne me sentis ni plus ému ni plus saisi. La Grande Grille est un temple unique au monde. C'est là que dans un jour de miséricorde la main puissante du Créateur ouvrit les réservoirs enfouis vers les profondeurs du centre de la terre, les fit jaillir vers sa surface pour laver, purifier, rajeunir les forces digestives altérées ou affaiblies et rendre au foie et à la nutrition ses vertues nourrissantes et sanguines qui sont indispensables au maintien de la vie.

Que si tant de grandeur en impose à ces milliers de malades qui accourent tous les ans autour de la Grande Grille de tous les coins les plus reculés du globe, il faut bien qu'on lui rende l'hommage qui lui est dû, hommage dû à son omnipotence et à ses vertues curatives. Nous oscrions bien demander, comme action de grâce envers Dieu, la création d'un temple spécial à ce culte, mais cela ne peut venir que de l'initiative de la fortune privée, tandis que ce que nous voulons aujourd'hui n'est qu'une simple question de justice, d'équité et de vérité. Nous prions qu'on fasse autour de la vasque et de la grande grille quelques travaux d'urgence, indispensables pour les mois de juillet et d'août. Il faut agrandir le pourtour de la source, abattre les murailles qui sont autour de manière à former une grande facilité d'allées et de venues ; de manière à ce que les malades puissent contempler tout à leur aise ces flots jaillissant de vie et de santé et attendre sans étouffer leur plusieurs coups à boire. N'est-il pas pénible d'être obligé de mettre autour de cette source, dans le fort de la saison, deux ou trois gendarmes ou gardes pour empêcher les vols, la cohue, les disputes et les coups ? Chacun doit pouvoir boire à la Grande Grille tout de suite, à son heure et sans attendre. Que l'on respire donc autour de la Grande Grille ! Il faut de l'air, de l'espace, de la tranquillité dans ce lieu béni du ciel, comme il en faut dans le temple où l'on adore le Seigneur. Vous tous possesseurs et gardiens de la Grande Grille élevez vos cœurs à la hauteur d'une générosité qui ressemble à un devoir et n'hésitez pas à vous mettre de suite à l'œuvre pour toutes les améliorations nécessaires autour de cette source privilégiée : car, de Votre Majesté Grande Grille, tous les malades saluent et proclament vos vertus miraculeuses et vous entourent d'amour, de respect et de gloire.

De violentes éruptions volcaniques doivent avoir eu lieu en cet endroit dans les temps préhistoriques. Ces secousses terrestres interrompirent les couches granitiques et calcaires et les entr'ouvrirent. Soumise à de telles forces la pierre se fendilla, se crevassa et c'est dans ces crevasses dont le nombre est considérable à Vichy et dans tout son bassin, que l'eau gazeuse s'éleva et que nous devons la Grande Grille.

Ses éléments minéraux sont traversés et lavés par l'eau du ciel arrêtée au-dessous des réservoirs souterrains par des couches impénétrables et portée à l'extérieur par la chaleur terrestre, comme aussi par la chaleur que dégage l'acide carbonique mis en liberté. Il n'est pas facile de découvrir une pareille source minérale, alors même que des émanations gazeuses se révèlent à certains endroits comme cela s'est vu près de l'emplacement du chalet Maussant. La crevasse par où le gaz passe et se révèle peut être fort petite et l'eau minérale qui y pénètre ne former qu'un mince filet d'eau. M. Callou a dépensé en cet endroit beaucoup de temps et beaucoup d'argent pour n'aboutir à aucun résultat. La fortune et la main de Dieu sourirent donc à Vichy en y faisant naître la Grande Grille. Il y a là toute faite et toute trouvée, depuis les temps les plus reculés, une source bien captée qui ne tarit jamais et dont l'eau est si limpide qu'on la dirait filtrée plusieurs fois. On ne touche à la source que très rarement; car on craindrait par les fouilles de perdre, de diminuer ou de tarir son cours. Toutefois les derniers travaux qu'on y a fait ont été favorables et fort utiles. On a pu ôter une foule de concrétions qui gênaient le passage de l'eau à sa sortie et l'on a augmenté de beaucoup son débit. On a eu la bonne fortune d'obtenir un jet plus vigoureux et l'on n'a plus à craindre le malheur d'un éboulement; car on a cimenté avec un soin infini l'ouverture de sortie de son jaillissement. La source est ainsi conduite dans une vasque qui s'offre à tous les yeux sans que l'on ait eu besoin d'avoir recours à aucune sorte de forage. En 1855 son eau fut analysée dans le laboratoire de M. Bouquet. Celui-ci a determiné fort exactement l'acide carbonique et les autres éléments qu'elle contient. Depuis qu'elle est connue et fréquentée par les malades elle est employée pour la guérison des maladies du foie, de la bile et des maux d'estomac. Les buveurs y accourent de tous pays de près ou de loin. Son usage thérapeuthique n'a fait que croître et progresser sous la protection de l'expérience et de la connaissance de ses bons effets. Rien n'est plus volumineux que le nombre d'attestations orales ou écrites qui sont publiées sur son action utile et bienfaisante. L'eau de la Grande Grille est invariablement claire comme du cristal. Elle dépose, sans doute, au contact de l'air atmosphérique, par suite du dépôt de matières acides et de la transformation de certains sels par le refroidissement, des produits qui collent dans la vasque et sur ses bords et dans le tuyau d'ascension. Ces dépôts sont enlevés par le curage de la vasque sous la forme d'une poudre jaunâtre et rougeâtre et verdâtre mêlée à une matière glaireuse. On y a reconnu la présence de petits champignons. Le volume de l'eau est le même en tout temps. Elle ne diminue pas à le suite d'une longue sécheresse ou d'un froid rigoureux. La force d'expansion de l'acide carbonique libre est au maxima par un temps clair et chaud et au minima par un froid vif; preuve des changements de pression atmosphérique. La température de la source est bon an mal an voisine de 41° centigrade, et la source en toute saison se trouve riche en acide carbonique libre. Aussitôt que l'eau est dans le verre, le gaz acide carbonique s'échappe. La main que l'on maintient dans l'eau de la source y ressent une chaleur élevée. La présence du gaz acide carbonique libre est la cause que les sels restent séparés et que l'eau se conserve en bouteilles et se garde au moins trois ans sans rien perdre de son bon goût et de son efficacité.

La Grande Grille réagit sur les acides, cela n'est pas douteux. Les sels neutres et basiques sont au point de saturation : l'acide carbonique y est en excès. Le papier chimique de Curcuma plongé dedans, devient brun et reste brun. Ce n'est pas à cause de l'ammoniaque, mais bien plutôt à cause des alcalins. Le papier, tournesol bleu devient rouge et dès qu'on le fait sécher il redevient bleu : c'est l'effet de l'acide carbonique libre.

Résultat de l'analyse de M. Bouquet 1855 : acide carbonique libre 0,908 ; bicarbonate de soude 4,883 ; id. de potasse 0,352 ; id. de magnésie 0,303 ; id. de strontiane 0,003 ; id. de chaux 0,434 ; id. de péroxyde de fer, 0,004 ; id. de manganèse traces ; sulfate de soude, 0,291 ; phosphate de soude 0,130 ; arséniate de soude 0,002 ; borate de soude traces ; chlorure de sodium 0,534 ; acide silicique 0,070 ; matières organiques bitumineuses traces.

—

EXPOSÉ THÉORIQUE ET PRATIQUE

D'un nouveau traitement laxatif, curatif et préventif des maladies du foie, de la bile, des maux d'estomac, maux de têtes et maux de reins avec les pilules de Vichy prescrites selon la formule du Dr Collongues.

L'administration de nos pilules alcalines, digestives, antibilieuses, toniques, laxatives et purgatives, peut précéder, accompagner et suivre le traitement thermal de Vichy soit que les eaux soient prises à Vichy ou chez soi. Elles sont toujours bienfaisantes et ne peuvent jamais faire du mal. Nous apportons dans leur fabrication tout le soin désirable ; elles se conservent indéfiniment. En voici la composition :

Bicarbonate de soude et salicylate de soude ; pepsine ; feuilles de digitale et de belladone ; principes du quinquina ; extrait de colocynthine, de jalap, de scammonée, gomme gutte, podophylline ; solution de Fowler. Chaque pilule contient 13 centigrammes et demi de substances actives.

Je vais maintenant exposer les effets physiologiques de ces pilules ainsi que leur. effet général sur les personnes saines et malades : nous démontrerons ainsi pourquoi nous les prescrivons à la dose d'une à deux pilules par jour pour produire une garde-robe, combattre la constipation, exciter la fraîcheur du teint, rajeunir les forces digestives et combattre les maladies du foie, de la bile et les maux d'estomac ; à la dose de deux à trois pilules par jour pour diminuer l'embonpoint et empêcher l'obésité ; à des doses plus élevées comme purgatives et comme anti-hydropiques. L'effet purgatif s'accentue quelquefois dès la première pilule, selon les susceptibilités individuelles.

Les éléments et les principes qui entrent dans ces pilules sont : antibilieux par les alcalins ; antiseptiques, c'est-à-dire contre les mauvaises odeurs et les sécrétions malsaines par le salicylate de soude, dont les propriétés sont aussi reconnues antirhumatismales, antigoutteuses et antidiabétiques ; digestives par la pepsine ; toniques et reconstituantes par les principes du quinquina ; diurétiques et poussant aux urines par la digitale ; calmantes et laxatives par la belladone ; purgatives et antihydropiques par la colocynthine, la scammonée, le jalap, la gomme gutte et la podophylline ; enfin dépuratives et antiherpétiques par la solution arsénicale de Fowler ou arséniate de potasse.

Nous allons maintenant analyser chacun de ces éléments :

Bicarbonate de soude. Voilà une substance bien reconnue par l'expérience comme propre à soulager, guérir et améliorer les affections du foie, de la bile et les maux d'estomac. Le bicarbonate de soude appartient au règne minéral. L'effet du sel bicarbonaté appartient aux sels alcalins. Le bicarbonate éprouve des transformations dans la cavité de l'estomac, le duodenum et l'intestin par l'influence des sels acides de l'estomac et du foie. Une partie de l'acide carbonique, combinée d'une façon peu stable, devient libre et s'échappe en produisant des rapports ; l'autre partie reste combinée avec les sels sous forme de protocarbonate, à moins qu'elle ne soit mise en liberté par les acides contenus dans le suc gastrique, la bile et le suc intestinal, puis expulsée avec les autres gaz par les voies naturelles. La partie, qui est absorbée, se rend dans le sang par les vaisseaux absorbants et peut se retrouver dans les selles. Le bicarbonate, qui jouit d'une grande affinité pour les acides détermine le départ d'une partie des gaz désacidifiés de l'estomac, de la bile et de l'intestin. Il facilite la digestion, forme des émulsions avec les substances biliaires, les rend propres à l'assimilation, émulsionne la bile, le suc pancréatique, nettoie les conduits hépatiques, cystiques et cholédoques ainsi que la vésicule biliaire et rend tous ces organes propres à une bonne digestion, à une bonne absorption et par suite à une bonne nutrition. Tous ces éléments antibilieux peuvent détruire les grumeaux de bile, dissoudre les glaires qui par leur adhérence rétrécissent et diminuent le calibre des canaux, amollissent les cellules du foie. Quant à l'action plus énergique de l'alcalinité elle se produit en rétrécissant le tissu du foie et par la diminution d'une bile trop acide, trop acre et trop forte.

Depuis longtemps du reste le bicarbonate de soude est

réputé pour son action efficace, contre la jaunisse, suite d'inflammation, de coliques, d'obstructions, de calculs et de catarrhes biliaires. Ces éléments sont la cause principale de l'effet favorable que nos pilules exercent sur les maladies du foie et de la bile soit dans leur action séparée ou combinée avec le traitement par les eaux de Vichy.

Salicylate de soude. Ce sel par la soude est alcalin et rentre dans les effets produits par le bicarbonate de soude, tandis que par l'acide salicylique il est un antiseptique précieux, un antirhumatismal, un antigoutteux et antidiabétique. Son action se rapproche des alcalins, mais il est bien plus énergique que le bicarbonate de soude à doses égales sur le système nerveux et le sang. L'estomac et la bile n'en subissent aucune action appréciable à trop forte dose ; mais à faible dose il possède la propriété de corriger, purifier et rajeunir les acides biliaires contenus dans les sables et calculs hépatiques lesquels sont surtout formés par le glycocholate et le taurocholate de soude. Ce dernier sel prédomine dans la bile humaine. Les sables ou calculs biliaires qui existent sous la forme d'amas ternes ou de boules petites semblables aux graines du fraisier, tantôt grisâtres ou brunâtres renferment une grande quantité de ces acides et se retrouvent dans l'examen des garde-robes. Le salicylate de soude a pour mission d'empêcher les fermentations, les décompositions et les acretés malsaines d'une bile chargée de matières soit grumeleuses, soit glaireuses impropres à la transformation du bol alimentaire en bon chyle et en bon sang.

Pepsine. C'est le ferment nécessaire à une bonne digestion salivaire, stomacale et duodénale. Si ce ferment vient à diminuer dans le tube digestif, sa présence dans nos pilules ranime les fonctions trop indolentes de l'appareil gastrique. Notre préparation possède donc la propriété de former des combinaisons avec les aliments contenus dans l'estomac et le duodénum et de leur ajouter les qualités qui leur manquent. On reconnaît son efficacité à des digestions plus faciles, à l'absence de gonflements épigastriques et à la forme des garde-robes qui sont d'une couleur et d'une consistance normales. Par là une place indéniable lui appartient comme élément essentiel dans la reconstitution du sang. Cette substance peut être administrée sans crainte tous les jours. Elle ne doit jamais nuire et toujours faciliter le travail digestif. Elle possède véritablement la propriété digestive, c'est-à-dire d'aider la digestion, rendant facile l'absorption des albuminoïdes, des féculents, des graisses, des sucres, des alcools et des aliments azotés. La pepsine contient par elle-même les propriétés de tous les dissolvants les plus propres à faciliter l'élaboration du travail digestif, à les faire supporter par l'estomac et les intestins.

Principes du quinquina. Ils possèdent la propriété tonique et reconstituante ; ils empêchent et combattent l'impaludisme, les fièvres intermittentes, les atonies, les anémies, les névralgies. Ils coupent les fièvres de toute nature et sont un tonique supérieur à tous ceux qui sont connus. Leur succès est vérifié par la plus longue et la plus complète expérimentation. Si un médicament était nécessaire pour combattre la torpidité résultant d'une maladie chronique du foie c'est bien celui-ci : car il a le mérite unique d'être l'antidote du poison palustre qui agit sur le foie et sur la rate d'une façon si déplorable, que sous son action lente, délétère et continue, le foie et la rate se déforment, quittent leur région normale, s'agrandissent de plus en plus, arrivent à gêner le cours de la bile et des liquides gastro-intestinaux et produisent l'hypertrophie du foie et de la rate. Les principes du quinquina ont une place importante dans la composition de nos pilules. Celles-ci en contiennent une faible dose suffisante pour détruire les mauvais germes qui sont entrés dans le foie sans nuire à l'estomac ni troubler la digestion. La quinine agit par son état de division extrême ; cela lui donne plus de force pour pénétrer partout en opérant le rétablissement relativement mieux qu'à grande dose et par grandes quantités. Les principes du quinquina fortifient le foie, corrigent la composition de la bile, donnent une tonicité et une énergie extraordinaires à tous les nerfs de l'épigastre et des conduits de la bile ; ils font faire du sang pur et sain, diminuent la grosseur des muqueuses, modèrent le catarrhe, donnent de la force à tous les muscles de l'estomac, du duodenum et des conduits hépatiques et en même temps redressent leur activité. La volonté et la bonne humeur reviennent avec le sentiment de la force et de la santé. Les principes du quinquina se consument dans le corps et à trop forte dose ils sont expulsés par les voies naturelles.

Poudre de feuilles sèches de digitale. — A dose dosimétrique, c'est-à-dire par petites doses, ces feuilles agissent comme diurétiques ou faisant uriner et comme régulateur de la circulation du foie. Par ses effets sur les reins, l'urine devient plus claire, plus abondante, plus saine et plus aqueuse. La bile en excès dans le sang comme cela se trouve dans toutes les jaunisses, prend la direction de l'urine et ne reste pas dans le sang. Dans les stagnations de la bile, dans le foie et dans les conduits de la bile, l'impression de la digitale sur la circulation hépatique produit une plus grande activité dans ces régions engorgées, entraîne l'excès de bile vers les calices et les bassinets des reins et l'expulse des conduits urétères et de la vessie avec une force toute particulière. D'où l'action diurétique et circulatoire de la digitale contenue dans nos pilules de Vichy. En dehors de cette action locale sur le foie et les reins la digitale est reconnue pour ses effets favorables sur l'organe du cœur. Or, le cœur a des rapports tellement intimes avec la circulation de la veine-porte dans le foie que ce sont les rameaux de la veine-porte qui finissent par former dans le foie la veine-cave inférieure laquelle porte le sang veineux directement au cœur. Aussi il n'y a pas de maladie grave du foie qui ne produise à la longue un dérangement dans les fonctions cardiaques et réciproquement. Donc, en agissant favorablement sur le cœur et la circulation, la digitale de nos pilules rend la formation de la bile plus facile, plus normale, et le sang moins disposé aux jaunisses.

Poudre de feuilles sèches de belladone. — A dose très-faible ces feuilles sont calmantes et laxatives. Autant la belladone à doses élevées a un effet toxique et mortel, autant par toutes petites quantités elle est utile et salutaire à tous les tissus musculeux des muqueuses. C'est elle qui leur procure le relâchement qui les calme et les détend et qui leur donne le repos normal. C'est aussi par cette détente apportée au tissu musculaire du tube gastro-intestinal et des conduits de la bile que nous pouvons expliquer l'effet laxatif de la belladone quand ses effets généraux sur le système nerveux sont narcotiques et stupéfiants. Elle donne ainsi un cours plus facile à toutes les sécrétions biliaires, pancréatiques et intestinales. Dans le cercle que son influence décrit dans le corps, à la dose de nos pilules, appelées pilules de Vichy, son action est vivifiante, excitante et fortifiante sur les fonctions membraneuses, musculeuses et nerveuses. Les nerfs periphériques en sont agréablement impressionnés et par eux le système nerveux central. Son effet calme les nerfs du foie et agit sur les muqueuses des conduits de la bile et de l'intestin pour faciliter la sortie de toutes les sécrétions gastro-bilio-intestinales.

Extrait de colocynthine, extrait de jalap, scammonée, gomme gutte, podophylline. — Toutes ces substances bien combinées à doses faibles sont cause de l'effet laxatif, purgatif ou hydragogue selon le nombre de pilules administrées à la fois. A la dose d'une à deux pilules l'effet produit est une ou deux garde-robes et l'influence est manifeste sur la circulation du sang, dans la peau des joues, d'où la conservation et la fraîcheur du teint et l'impossibilité de la constipation ; la facilité de la digestion, l'amélioration et la guérison des maladies du foie, de la bile et des maux d'estomac; à la dose de plusieurs pilules, l'effet purgatif se dessine par plusieurs gardes-robes quotidiennes et cette sécrétion exagérée de l'intestin amène la fonte de la graisse et détruit l'embonpoint en ôtant les embarras de l'obésité; à des doses plus élevées l'effet est franchement purgatif et peut devenir drastique, et amener la dyssenterie ; mais aussi cet effet s'attaque à l'hydropisie en faisant sortir l'eau du corps par toutes les issues naturelles; soit sous la forme de sueur, d'urine, ou de selles. On le voit, l'action de nos pilules est d'autant plus manifeste que la quantité active des substances, qui y sont contenues est plus élevée et plus forte. Cette action se manifeste sur l'appareil biliaire et le tube gastro-intestinal par l'excitation des muscles et par l'augmentation des sécrétions muqueuses et biliaires. Poussés par cette force expulsive, le suc gastrique, le suc intestinal et la bile désemplissent les organes de l'estomac, des conduits biliaires et de l'intestin et entraînent toutes les matières qui se trouvent dans ces organes. Nous avons évité dans nos pilules de faire entrer l'aloès à cause de son effet de congestion sur les vaisseaux hemorrhoïdaires. Toutes ces substances combinées et étudiées longtemps dans leurs combinaisons ne produisent pas de coliques, ou rarement, aident à la sortie de la bile sans faire dépérir ; car on peut maigrir sans perdre la santé. Nous pouvons assurer que nos pilules augmentent les forces, aident à la formatiou du sang tout en diminuant la corpulence. Leur effet est donc bien salutaire. Elles agissent non-seulement par l'excitation de l'estomac, du foie, du pancréas et de l'intestin, par l'amélioration de la digestion, par la diminution de l'eau contenue dans les sécrétions, mais aussi par l'augmentation de l'expulsion de ces sécrétions, par l'excitation du système nerveux et musculaire et par une croissance mieux réglée en modérant la nutrition osseuse et sa répartition. Toutes ces substances agissent sur le poli et l'éclat de la chevelure et de la peau parce qu'elles débarrassent les capillaires de l'excès de bile ou des matières qui peuvent les ternir. Elles donnent une force nouvelle au derme et aux muqueuses de tout le système. Elles sont un vrai remède contre les catarrhes. La plus grande partie de ses substances se retrouve dans les selles. Toutes ces vertus manquent à la source de la Grande Grille ainsi qu'aux sources de Vichy puisque ces sources constipent presque toujours. L'administration de nos pilules combinée avec le traitement thermal devient une nécessité soit avant, soit pendant, soit après la saison de Vichy.

Solution arsénicale de Fowler ou arséniate de potasse. Ce dépuratif est le complément de notre formule; car cette préparation à la dose 1/4 de milligramme par pilule assure à nos pilules l'effet antidartreux ou herpétique alors même que cette acreté du sang serait cachée, latente et complétement invisible et entièrement perdu de vue dans la famille. Cette solution est introduite dans le sang dans un état de division extrême agissant à petite dose relativement mieux qu'à dose élevée. Elle ranime, fortifie et purge les cellules du foie, améliore la composition de la bile, corrige et tonifie les muqueuses, le sang et les nerfs, les muscles et la peau. Elle agit pour compléter la formation du sang sain, sur les muqueuses en modérant les sécrétions, sur les muscles et les nerfs par le redressement de leur activité et sur la peau et le tissu cutané en corrigeant les acretés de la fonction des glandes sudoripares. Elle agit sur la gaîté par le réveil du bien-être et de la santé. L'arsenic se retrouve dans le foie et pour la plus grande partie il est consumé dans le corps. Il n'est pas absorbé à trop grande dose et il est expulsé dans les selles avec les matières bilieuses. Ce qui rend l'arsenic si précieux dans la composition de nos pilules de Vichy c'est que beaucoup de maladies du foie et de bile sont liées avec les maladies de peau comme l'eczéna, l'herpes, le lichen, le prurigo, le psoriasis, les anthrax diabétiques. Cette pénible classe des maladies du sang a souvent son siége réel dans le foie ou la bile, la muqueuse gastrique ou intestinale. L'on conçoit alors les vertus curatives de nos pilules antibilieuses et antidartreuses lorsqu'elles rencontrent dans le sang et sans le savoir, de pareilles dispositions, chez les malades qui en font usage. A cette dose l'arsenic est complétement inoffensif même quand on prend plusieurs pilules à la fois comme nous le conseillons pour combattre l'hydropisie.

En resumé toutes les substances que nous venons d'étudier et qui font la base de notre formule ont une action privilégiée sur le foie tout comme la Grande Grille de Vichy. Aussi nous pouvons en recommander la pratique à tous les malades qui souffrent du foie, de la bile et de l'estomac soit avant, soit pendant, soit après le traitement par les eaux de Vichy.

Effets physiologiques des pilules de Vichy

Nos pilules sont rafraîchissantes, d'un goût d'abord de rhubarbe et puis alcalin et piquant légèrement la langue et le palais. A la dose de une ou plusieurs pilules par jour elles causent une légère excitation de l'estomac, de l'intestin et des conduits de la bile ; elles s'accompagnent de soulagement épigastrique, quelquefois de rapports agréables et de besoin d'uriner, bien rarement de diarrhée. Cette action se manifeste tous les jours dans les mêmes proportions. Après un emploi curatif qui a duré quelque temps les fonctions salutaires sont exaltées, l'appétit devient et reste bon, les fonctions de l'estomac, du foie et de l'intestin sont manifestement plus actives mais sans dévoiement. L'urine est plus claire, plus légèrement expulsée, plus souvent et avec une énergie plus grande. Les selles se colorent et les matières sont d'une couleur plus normale. Après une cure de quatorze à vingt et un jour le corps devient plus maigre, les habits plus légers. En même temps il y a accroissement de forces musculaires, plus de légèreté dans les mouvements, plus de facilité à la dépense d'un plus grand déploiement de forces, plus de sérénité, de gaîté et d'égalité dans l'humeur. On s'habitue facilement à prendre une ou deux pilules le matin avant de déjeuner ou avant le dîner du soir et alors on mange plus facilement le déjeuner et on dîne mieux. Voilà les effets physiologiques obtenus par les personnes bien portantes.

Effets thérapeutiques de nos pilules sur les maladies du foie, de la bile, les maux d'estomac, maux de tête et maux de reins.

Pour les étudier j'ai employé pendant plusieurs années ensemble ou séparément les divers éléments qui sont contenus dans nos pilules ainsi que leurs doses. J'ai vu les enfants et les grandes personnes les absorber sans jamais en éprouver de mauvais effets. Je pratique la médecine à Vichy depuis douze ans et j'ai pu voir dans quelles maladies combinées avec les eaux de Vichy ou sans les eaux elles étaient bienfaisantes et salutaires. Combinant avec cela leur effet physiologique, l'étude de leurs substances séparées, m'appuyant sur la théorie et la pratique, je puis consciencieusement recommander nos pilules aux malades et viens énumérer quelles maladies ont été guéries par elles ou essentiellement améliorées. Nous n'hésitons pas à proclamer les vertus curatives de notre formule dans les maladies du foie, de la bile et des maux d'estomac, soit que nos pilules soient prises seules, soit qu'elles fassent partie d'un traitement combiné avec les eaux de la Grande Grille à Vichy ou chez soi.

Le foie, la vésicule biliaire et les conduits de la bile, ainsi que la bile elle-même sont sujets à des maladies de différentes sortes. En voici l'énumération : l'ictère ou jaunisse, symptôme de la bile répandue dans le sang et sous la peau qui indique que le foie est malade sans désigner spécialement la nature de telle ou telle maladie du foie ; la colique hépatique qui est un symptôme de la douleur du foie ou d'un obstacle à l'évacuation de la bile sans désigner une maladie du foie plutôt qu'une autre ; les calculs ou lithiase biliaire ; l'inflammation, la suppuration, la dégénérescence, la cirrhose du foie ; la syphilis du foie ; le foie gras ; les vers du foie où hydatides; le cancer du foie; les névroses et névralgies du foie. Toutes ces maladies n'ont dans la pratique que trois aboutissants on états bien distincts auxquels on peut ramener toutes ces maladies : 1° l'hypertrophie du foie ; 2° les calculs, sables, pierres de la bile ou lithiase biliaire ; 3° le catarrhe aigu ou chronique des voies biliaires. Les deux symptômes communs à toutes ces maladies se traduisent à l'état aigu ou de crise sous la forme de colique hépatique ou sous la forme d'ictère ou jaunisse.

Pour bien étudier pratiquement toutes les maladies du foie il nous suffit donc de connaître : 1° l'hypertrophie du foie ; 2° les calculs biliaires ; 3° le catarrhe des voies biliaires.

Hypertrophie du foie, Jaunisse et Colique hépatique.

Cette hypertrophie ou gonflement du foie peut atteindre la partie droite ou lobe droit du foie, la partie gauche ou lobe gauche, chacun d'eux séparément ou tous les deux ensemble. La scissure du foie où se loge la vésicule du fiel peut être seule atteinte et alors le gonflement gagne un petit monticule appelé : *Lobule de Spigel*. Tout l'organe peut être gonflé à la fois et amener le tout jusqu'à doubler ou tripler son volume normal. Les désordres occasionnés par l'hypertrophie du foie peuvent déterminer, la difficulté d'aller à la selle par la pression sur le gros intestin, l'obstruction des voies biliaires, l'intermittence ou l'arrêt de l'évacuation de la bile avec les conséquences désagréables que cela entraîne, c'est-à-dire, le reflux de la bile dans le sang, la formation de sables, calculs, pierres biliaires soit par suite de l'empêchement mis à l'expulsion des concrétions d'acide cholique soit par suite de l'entretien d'une irritation ou d'un catarrhe chronique des voies biliaires. Les désordres de l'évacuation de la bile sont d'autant plus dignes d'attention que par suite d'une augmentation considérable dans le volume du foie le tissu du foie peut entourer non-seulement la vésicule et les conduits cystiques, mais encore la partie inférieure du canal cholédoque, rétrécir le chemin ouvert à la bile, en même temps que par suite du gonflement de la muqueuse duodénale l'évacuation naturelle de la bile peut être complétement supprimée et de là comme conséquence, toutes les suites de l'ictère chronique ; car alors la bile passe dans les vaisseaux sanguins et donne au sang et à la peau la teinte jaune qui est propre à chaque individu.

Je pose maintenant le problème suivant : les pilules de Vichy selon notre formule soit seules, soit combinées avec le traitement de Vichy ont-elles le pouvoir de réduire le gonflement du foie et par suite de guérir la jaunisse ou l'ictère chronique? Je réponds oui pour les gonflements récents ou anciens pourvu qu'ils ne soient pas entachés d'un vice organique et alors même que ces gonflements sont considérables. Je pourrais citer beaucoup d'exemples et donner les noms. L'un d'eux, atteint de coliques hépatiques avec calculs, avait besoin d'avoir recours à un drastique tous les jours pour vider la vésicule biliaire. Il fut guéri. Un autre malade ictérique depuis fort longtemps avec hypertrophie du foie fut si bien guéri qu'il ne retourna plus à Vichy de plusieurs années faisant usage de nos formules plusieurs fois par an. S'il y revint après plusieurs années d'absence, ce fut plutôt par précaution et par crainte du retour d'une maladie tout à fait disparue. Un autre fut guéri d'un ictère plus récent suite d'hépatite ; un autre d'un gonflement du côté droit qu'on croyait être une cirrhose du foie ; un autre d'un rétrécissement du foie ; un autre d'un ictère chronique avec bosselure du foie qu'on croyait être un cancer, ou une syphilis ou des hydatides, ou le foie gras. Plusieurs par suite du relâchement ou de la fermeture incomplète des canaux biliaires laissent échapper involontairement pendant la nuit des selles petites, acides, si abondantes que plusieurs serviettes interposées peuvent à peine tenir le lit sec. J'ai vu dans ces cas la guérison en deux saisons avec nos pilules et l'usage des sources de Vichy. Un si grand nombre de malades de ce genre obtient chaque année la guérison et l'amélioration par la propriété curative de notre formule et du traitement minéral ; un si grand nombre est soulagé qu'il n'est besoin que d'une boîte de pilules par an et d'une cure annuelle à Vichy pour compléter la guérison radicale. Cette continuité de soins s'explique dans le cas où les conduits biliaires sont déplacés ou abaissés vers le bas d'un ou plusieurs travers de doigt au-dessous de leurs limites naturelles. Par l'effet de nos pilules les malades rendent la quantité de bile nécessaire à la digestion des aliments. Ce n'est que dans les cas incurables qu'il n'y a aucun résultat. Tous les éléments contenus dans notre préparation agissent pour diminuer le gonflement du foie soit par les sels dissolvants, soit par les principes laxatifs, soit par ceux qui augmentent la force de la vésicule et la limpidité de la bile. Les douches chaudes, froides et les bains ont une importance assez grande, car si la bile ne coulait pas, elle sortirait pendant et après la douche et les bains. D'après ses substances et ses éléments chimiques les pilules de Vichy, combinées avec les sources de Vichy, se sont montrées particulièrement énergiques et supérieures à tous les traitements qui existent soit dans l'amélioration, soit dans la guérison des maladies du foie de la bile et des maux d'estomac. La bile a une réaction neutre ou alcaline pendant l'état de santé, mais à la moindre maladie de l'appareil hépatique elle devient acide. Cela provient d'un excès d'acide taurocholique ou de phosphates acides produits anormaux des réactions qui se passent dans le corps. Le papier bleu de tournesol, plongé dans les selles imprégnées d'une bile malade, doit se colorer en lilas ou rose-pensée. C'est le témoignage d'une mauvaise bile. Plus l'acidité des matières est grande, plus il y a coloration rouge du papier bleu tournesol ; si la bile dans l'intestin devient ammoniacale les selles colorent en brun persistant le papier jaune de curcuma. Si le papier en séchant perd sa couleur brune et redevient jaune, c'est que les matières et la bile ne sont pas ammoniacales. Le suc intestinal est un liquide gris blanchâtre alcalin et ne change point les conditions normales de la bile. Il y a similitude chimique de la bile et des sucs intestinaux. Donc, avec le papier tournesol et le papier de curcuma on se rend compte de l'état normal ou anormal de la bile, puisque ce liquide dans les matières doit être normalement alcalin. Donc, toutes les fois que le papier tournesol devient rouge après avoir touché les matières fécales délayées, on peut dire que la bile est acide et anormale. Les selles normales ou alcalines teignent en brun persistant le papier de curcuma. Les selles ammoniacales le teignent en brun non persistant.

Calculs hépatiques, poussières, Lithiase et sables biliaires, Jaunisses et Coliques hépatiques.

Je commence par expliquer comment la bile trop acide produit les calculs hépatiques. J'étudie d'abord les selles acides que je range parmi les maladies de la bile, puisqu'elles proviennent d'un mélange malsain de sucs intestinaux, de sérosité du sang, de fermentations acides dans la vésicule du fiel et les conduits du foie ; parce que cette acidité et ses suites déterminent ou accusent les maladies du foie, de la bile et la cause des maux d'estomac. Les matières fécales qui ne sont pas colorées dénotent l'absence de bile de l'intestin : elles colorent en rouge le papier bleu ; elles forment au fond du vase de nuit après quelques heures de repos et par le refroidissement, lorsque les matières ont été delayées par de l'eau chaude, un dépôt avec une coloration brune, jaune ou rougeâtre. Quand le degré d'acidité est encore plus élevé, des masses lourdes de bile tombent au fond de la matière délayée et refroidie et sont évacuées dans des selles chaudes et âcres au passage. Ces selles, examinées chimiquement et au microscope, consistent pour la plupart en taurocholate de soude. Toutes choses égales d'ailleurs, ces dépôts augmentent par une nourriture trop succulente et diminuent par la sobriété. Ils sont produits directement par l'usage d'un vin acide, de fruits et de fraises non mûres, de cerises acides, de la salade vinaigrée, de forts mets épicés, des hors-d'œuvres et des viandes fumées. D'où résulte la formation de taurocholates de soude et de calculs. Ces graviers biliaires sont produits aussi par la nourriture de groseilles, de tomates, de cresson, d'oseille, de boissons alcooliques, de viandes faisandées et de haut goût, l'abus de fumer et l'abus du sucre à cause de la formation d'acide lactique et oxalique en excès. A la vérité presque aussitôt leur absorption et à la prochaine sortie de la bile, à la première garde-robe ou dans les matières suivantes, la plus grande partie de ces substances sont expulsées. Voilà pour les calculs trop acides venant de la bile acidifiée : car c'est toujours l'excès d'acide dans la bile qui est la cause de la formation de ces matières anormales et chaque fois sans qu'il existe de catarrhe des voies biliaires. Si une telle production d'acidités répétées persiste plus longtemps les matières biliaires acides se déposent sous forme de cristaux ronds ou étoilés, de grains amorphes, de sables et de poussières de bile et obstruent le tissu du foie et les canaux de la bile. Leur couleur est rougeâtre, grisâtre, jaunâtre ou noirâtre. Dans les glandules biliaires ou dans les conduits plus développés elles forment, en s'amassant, s'entassant, des sables, calculs ou pierres qui conduisent à l'obstruction, à la colique hépatique, à la jaunisse et en se répétant souvent à l'hypertrophie et au catarrhe du foie. Tous ces amas et obstructeurs biliaires sortent sous l'influence de nos pilules antibilieuses additionnées ou non de la boisson des eaux de Vichy, se rendent dans le duodenum, descendent dans le gros intestin et sont expulsés par les voies naturelles. La guérison des jaunisses chroniques et des coliques hépatiques s'opère de la sorte.

Nos pilules, combinées ou non au traitement de Vichy, peuvent-elles quelque chose contre la bile acide, les calculs biliaires et ses produits malsains ? Certainement oui. La bile trop acide est neutralisée par le bicarbonate de soude contenu dans nos pilules et elle est rendue à l'état normal. Les cristaux d'acides biliaires sont dissous, les boules calculeuses rondes et brunes paraissent comme rongées, c'est-à-dire dissoutes en partie. Celles qui sont ovales, jaunâtres, de la grosseur d'un petit pois, sortent sans être modifiées. Les pierres de bile formées de tels éléments seules résistent et ne sont pas dissoutes; mais les pierres du foie dans la vésicule du fiel sont si rares tandis que les sables, poussières, gravelles et calculs biliaires sont fort communs. Lorsqu'il n'existe pas de catarrhe des voies biliaires les pierres mettent des années pour croître jusqu'à la grosseur d'un œuf d'oiseau. Il n'y a point de pierre anguleuse ou très rarement. Les pierres biliaires font bien souffrir. Car je ne connais rien de plus douloureux que la colique hépatique avec ses angoisses, ses cris de femmes en mal d'enfant, ses vomissements, ses horribles pressions au creux épigastrique. Or, il n'y a pas moyen de se débarrasser de ces calculs et pierres biliaires par la taille du foie. Cette opération n'est pas possible. Que si on pratique quelquefois une ouverture sur la région du foie on le fait avec la précaution de ne pas blesser le péritoire par l'application de la potasse caustique plusieurs fois répétée. A côté de l'effet de dissolution de ces pierres par l'action dissolvante et fondante de nos pilules de Vichy combinées ou non avec l'eau des sources de Vichy notre médication a un autre effet : celui de leur expulsion. Ces concrétions sont évacuées avec les selles même quand auparavant on n'en avait remarqué aucunes. Sans doute cet effet favorable ne dure pas toute la vie, mais il faut dire que la bile acide, riche en graviers ne dure pas toute la vie. Ces calculs sont le résultat d'un échange de matières produites avant tout par une disposition individuelle tout comme dans des cas semblables on verrait la goutte se produire et se former. L'hérédité joue dans cette maladie un rôle incontestable. Il n'est pas rare de voir rendre des sables et des calculs biliaires même par des enfants, dont les père ou mère ont suivi à Vichy un traitement pour la même affection. Une cure de trois à six semaines avec l'usage de nos pilules et de l'eau de Vichy jusqu'à l'année suivante suffit pour opérer toute la guérison, comme le montre l'expérience.

L'absorption du bicarbonate de soude, du salicylate de soude, du podophyllin, de l'arséniate de soude combinés avec les acides de l'estomac, du foie, de l'intestin montrent d'une façon évidente dans les selles leur pouvoir dissolvant et désacidifiant. Les selles, jusque-là d'un jaune rougeâtre et d'une forte réaction acide, deviennent, dès le premier jour du traitement, moins acides et plus tard sont rendues à l'état normal. Les dépôts biliaires ou cristaux de bile, premier signe de la décomposition de la bile surchargée d'acides ne se forment plus. La bile jusque là riche en concrétions, laisse voir ces concrétions en plus grande quantité les premiers jours de la cure, en petite quantité dès le huitième jour de la prise de nos pilules et de la Grande Grille et puis ne les montre plus dès le quatorzième jour du traitement. L'ictère ou jaunisse qui offrait un type bien caractérisé à l'arrivée du malade à Vichy s'efface dès le troisième ou cinquième jour pour les cas bénins. La peau perd sa teinte jaune-citron ou orange ou d'une couleur brune foncée comme du bronze, pour être remplacée par une couleur plus pâle se rapprochant de plus en plus de la couleur normale. Il n'est pas rare de voir les malades acquérir leur couleur de peau naturelle après une cure de quinze à vingt-un jours par nos pilules de Vichy et l'eau des sources de Vichy. Les graviers ou sables biliaires sont expulsés avec ou sans douleur, d'abord en plus grande et puis en plus petite quantité. L'oppression si continue et si gênante de la région hépatique et épigastrique disparaît dans la même mesure et en même temps que leur expulsion. Si de plus gros calculs biliaires sont la cause d'oppression de la région du foie, si l'on se sent trop fatigué soit en montant les escaliers, soit en se mettant sur son son séant dans le lit, si le malade a des coliques hépatiques, des spasmes au col pylorique, au duodenum, dans le réservoir et les conduits de la bile spasmes se reproduisant avec l'évacuation de la lithiase, avec de la fièvre, ou même sans qu'il y ait évacuation de calculs, dans tous ces cas le traitement par les pilules de Vichy et la boisson des eaux arrête les sensations douloureuses. Celles-ci deviennent beaucoup plus rares, plus légères et plus courtes et véritablement notre formule est tout ce qu'il y a au monde de plus salutaire. Cette médication adoucit la douleur par son action stimulante sur les muscles des conduits hépatiques ; elle expulse les graviers et les calculs biliaires.

Dans la colique hépatique le spasme de la vésicule du fiel, beaucoup plus violent que le besoin normal d'évacuer la bile, s'accompagne d'une sensation très douloureuse qui peut aller jusqu'à la défaillance. Cela se produit dans le cas où la bile ne s'écoule pas du tout, ou seulement goutte à goutte et par à-compte. Ce spasme reconnaît différentes causes d'après lesquelles le traitement a différents effets. Dans le spasme de la vésicule du fiel, résultat d'une excitation anormale des nerfs périphériques, nos pilules et les sources de Vichy se sont montrées très curatives. Dans le spasme de la vésicule, effet reflexe d'une névrose, elles ont seules été efficaces. Dans le spasme produit par une petite pierre ou une partie de pierre enfoncée dans les conduits de la bile ce qui devient extrêmement douloureux, notre formule et la boisson minérale suffisent pendant une saison ou deux ; traitement accompagné de douches, de bains et de morphine.

C'est surtout la sensation d'une mauvaise digestion, deux heures après le repas, qui indique la présence de grumeau ou sables biliaires dans les voies et conduits du foie comme encore la possibilité d'un état spongieux catarrhal de la muqueuse stomacale, duodénale ou biliaire, dans la partie inférieure du canal cholédoque vers son ouverture dans l'intestin. Cela va jusqu'au gonflement du foie et du pancréas dans quelques cas de maladies chroniques. Dans tous ces cas, nos pilules, dites de Vichy, combinées avec les sources de Vichy, offrent une amélioration rapide et suivant les circonstances, la guérison. Ainsi, notre médication se montre salutaire dans l'hypertrophie du foie, les calculs hépatiques, les coliques hépatiques et toutes sortes de jaunisses. Voyons maintenant comment elle se comporte dans le catarrhe des voies biliaires.

Catarrhe des voies biliaires, jaunisses et coliques hépatiques

On appelle *catarrhe* une sécrétion maladive de la muqueuse. On appelle *muqueuse* toutes les membranes qui tapissent, dans l'intérieur du corps, les tubes ou conduits accessibles au passage de l'air ou d'une sécrétion. La sécrétion catarrhale produit les mucosités, les glaires ou phlegmes : c'est-à-dire un nombre indéfini de molécules muqueuses collées ensemble. Le catarrhe qui se forme chez les personnes en bonne santé est aigu et rapidement dissipé. On appelle catarrhe chronique celui qui est entretenu pendant un temps plus ou moins long et peut durer des semaines et des mois. Le gonflement catarrhal est l'épaississement de la muqueuse produit par une plus grande affluence de sang qu'à l'état normal. Le catarrhe s'appelle purulent lorsqu'il est ancien, que sa surface s'étend sur une plus grande étendue ou à une plus grande profondeur et que les mucosités prennent l'apparence de pus. Les ulcères catarrheux sont des destructions superficielles de la muqueuse qui déterminent avec le pus l'expulsion de fibrilles, de vaisseaux capillaires et même de sang. Je donne ces explications pour qu'elles puissent servir à l'éclaircissement des phénomènes catarrheux.

Le catarrhe aigu des voies biliaires, passe très-vite avec l'usage de deux de nos pilules de Vichy par jour pendant cinq jours. Les catarrhes chroniques biliaires sont fort nombreux et beaucoup d'étrangers viennent en réclamer la guérison à Vichy même. Nous hâtons plus vite la guérison en ajoutant au traitement thermal deux de nos pilules par jour. Ces catarrhes biliaires ont cela de particulier qu'ils n'attaquent pas seulement la muqueuse des conduits de la bile, mais que par suite de leur sécrétion abondante et anormale ils affaiblissent le corps et causent de grands troubles en agissant sur la bile et le foie qu'ils altèrent profondément par leurs produits. La bile alors devient âcre, acide, mordante, donne un continuel mal au cœur, tandis que la bile normale est alcaline, onctueuse, propre à émulsionner les corps gras et inoffensive aux mouvements naturels du système nerveux. Les mucosités qui sont rendues par les selles colorent en rouge le papier bleu tournesol. Cette réaction acide n'est pas passagère ; elle provient des acides biliaires en couches plus épaisses. La coloration rouge est persistante. Le papier jaune de curcuma ne se colore en brun qu'incomplétement et pour peu de temps et quelquefois il ne se colore pas du tout; ce qui prouve que ce n'est qu'accidentellement qu'il se forme dans les selles et l'intestin de l'ammoniaque ou des sels ammoniacaux. Cette formation ammoniacale suffit pour donner de violentes coliques. Dans les selles,même normales, on trouve sur les mucosités dësséchées des cristaux ou petites feuilles qui ont la couleur de l'arc-en-ciel, absolument comme sur l'eau alcaline qu'on voit très-souvent dans les petites flaques d'eau qui gisent éparses dans les rues de Vichy. Cette eau est recouverte d'une pellicule irisée, laquelle, observée au microscope, est composée de phosphates de chaux et de phosphates ammoniaco-magnésiens. Je n'ai trouvé cette explication nulle part, mais elle est d'autant plus digne d'attention qu'elle explique les tendances qu'ont les catarrhes des voies biliaires à devenir aigus par le traitement de Vichy si on n'ajoute point l'usage de nos pilules en même temps : et cela à cause de l'irritation anormale des muqueuses. irritation palliée et arrêtée par notre formule. Cette opinion explique les changements chimiques de la bile sous l'influence des sources de Vichy, et pourquoi le catarrhe biliaire développe quelquefois la formation d'une véritable fièvre qui, dans ce cas, n'est qu'une fièvre biliaire catarrhale. Les mucosités sont cause en outre de certaines productions ammoniacales qui entrent en réaction acide. Le catarrhe des voies biliaires provient le plus souvent d'un refroidissement de pied ou de dos et aussi de selles ou graviers biliaires qui se forment dans la bile trop acide. Il se manifeste par une faible oppression, par une tension vague et désagréable au creux de l'estomac, au dos, à l'épaule droite et à l'hypocondre droit.

Tant que la bile n'a pas laissé déposer ses cristaux biliaires, les mucosités sont légères et peu épaisses; tandis que lorsque ces mucosités durent quinze jours et plusieurs semaines les selles deviennent neutres ou ammoniacales. Alors les douleurs intestinales deviennent plus fortes à cause de l'irritation anormale de la bile. Il y a production de gaz, épreintes et chaleurs à l'anus; les selles ne sont plus acides, mais ammoniacales, accompagnées de sortes de membranes appelées vulgairement raclures de boyaux. Voilà une des conséquences du catarrhe des voies biliaires : circonstance qui peut ne pas donner tout de suite le succès qu'on est en droit d'attendre du traitement par les eaux de Vichy si elles sont employées seules, tandis que si l'on a le soin d administrer avant et pendant le traitement thermal nos pilules antiglaireuses et antibilieuses, c'est une condition qui empêche les mucosités de produire cette décomposition fâcheuse. Cette particularité serait cause, sans notre formule, de grandes difficultés dans le traitement des maladies du foie par les eaux de Vichy toutes seules. Toutefois il faut observer ce fait d'expérience quotidienne, que si les malades souffrent quelquefois tout le temps de la cure de Vichy, ils sont bien vite récompensés, arrivés chez eux, par un soulagement, une amélioration et une guérison obtenue dans les trois mois qui suivent le traitement. Une autre cause de catarrhe des voies biliaires se trouve dans les cristaux, sables et calculs hépatiques qui sont retenus dans la vésicule et les conduits de la bile et qui se forment originairement par une bile trop acide. Ces cristaux qui ne sortent pas par suite de leur trop grande abondance, irritent la muqueuse par leur présence, engendrent le catarrhe et peuvent rendre ainsi la bile ammoniacale.

Le catarrhe des voies biliaires peut ne pas dépasser cette région comme aussi il peut se communiquer aux régions voisines. Ainsi le catarrhe du cerveau commence par le nez, descend à la gorge et aux bronches. Les catarrhes se bornent rarement à la région où ils ont commencé. Les inflammations catarrhales exaspèrent les régions qui sont voisines et s'étendent par propagation de proche en proche. Dans le catarrhe des voies biliaires, nos pilules de Vichy se sont montrées comme un moyen de guérison extraordinairement efficace dans un très grand nombre de cas. Ces cas peuvent offrir toutes les formes et toutes les conséquences qui ont été indiquées comme celles du catarrhe de l'estomac, du duodénum, de l'intestin, depuis le catarrhe le plus simple et le moins digne d'attention, jusqu'à la complication la plus douloureuse avec cirrhose, syphilis, hydatides, dégénérescence, pierres, ulcères contenant alors du sang, des vaisseaux capillaires, des lambeaux de tissu de l'intestin et de l'appareil biliaire. Les circonstances suivantes sont importantes : toute lésion violente, son extension, son rapprochement ou son éloignement de l'orifice cholédoque duodénal, sa durée, les catarrhes invétérés sont notoirement plus difficiles à extirper à cause de l'épaississement de la muqueuse ; les plaies, les rugosités de la vésicule; la rigidité des parois des conduits biliaires et pancréatiques, parce que tout gonflement entrave l'évacuation de la bile et favorise le séjour des amas biliaires : la grosseur et la dureté des tumeurs circonvoisines comme celles du pylore et du duodénum, l'hypertrophie des glandes lymphatiques de cette région, en même temps qu'elles bouchent, gênent ou compriment l'ouverture de la bile et empêchent sa complète évacuation, rendent presque impossible les guérisons et entretiennent la chronicité du catarrhe. Les complications, soit avec tumeur, épaississement ou calculs, soit qu'elles proviennent d'une bile trop acide, trop irritante, et qu'elle engendre le catarrhe hépatique par une irritation mécanique, soit que cette irritation soit entretenue par une bile ammoniacale avec des progrès plus ou moins rapides, viennent ajouter à cette maladie et en faire une affection des plus graves de la muqueuse gastro-duodeno-hépatique. Citons enfin les rétrécissements des canaux de la bile. Dans les catarrhes simples avec sécrétion de mucosités modérément abondantes, avec évacuation de bile ordinairement fréquente présentant une réaction faiblement acide, nos pilules suffisent, en peu de temps, pour opérer la guérison. La bile reprend son alcalinité normale, une couleur et une limpidité verte; les mucosités deviennent moins épaisses dans les selles délayées jusqu'à ce qu'au bout de deux ou trois semaines de traitement on ne trouve plus de mucus biliaire dans les garde-robes. Les selles se font de nouveau à des intervalles réguliers et la sensibilité du ventre disparaît. Ces catarrhes hépatiques avec une bile ammoniacale témoignent d'une intensité fort grande dans la maladie, laquelle peut arriver à l'ulcération catarrhale. Il n'est donc pas rare de trouver dans les selles troubles, liquides ou demi-liquides, une odeur franchement mauvaise, après le refroidissement, non-seulement des dépôts de mucosités blanchâtres et du pus jaune et même çà et là des fils membraneux, des débris de capillaires, voire même des masses granuleuses de taurocholate de soude et des cristaux franchement refringents sous le champ du microscope. A ces phénomènes locaux du ventre, correspondent généralement une plus grande sensibilité des malades et le besoin plus fréquent et souvent douloureux d'aller à la selle, l'extension de la maladie à l'intestin, la perte du repos de la nuit et un état général moins satisfaisant. Contre cette forme de catarrhe biliaire duodénal et intestinal, nos pilules,combinées avec les sources de Vichy, agissent d'une façon fort salutaire, du moins après un emploi prolongé de plusieurs semaines. D'abord, la réaction acide ou ammoniacale des selles diminue, en même temps que les grumeaux et les flocons sédimenteux de bile et les mucosités disparaissent. La bile devient de nouveau normale, alcaline ou neutre. Le besoin d'aller à la selle devient rare et la sensation douloureuse cesse tout à fait. Le catarrhe des voies biliaires avec gonflement de la muqueuse, notamment à l'ouverture cholédoque avec hypertrophie muqueuse générale assez forte pour que la bile ne puisse pas passer et ne trouve plus d'issue, devient alors la cause d'accès violents, de coliques hépatiques sans calculs, mais avec jaunisse ou ictère. Nos pilules seules ou combinées avec les sources de Vichy agissent encore dans ce cas fort avantageusement, et alors avec les douches et bains alcalins. Notre formule favorise la sortie et l'évacuation de la bile, fait passer pour un temps plus ou moins long la sécrétion des mucosités, fait cesser les coliques et peut bien apporter une amélioration qui, répétée souvent, ressemble à une guérison. Son emploi continu est nécessaire pour vider complétement la vésicule biliaire et éviter la formation de grumeaux de bile dans l'intérieur des voies hépatiques. La bile de ces malades est trouble, brune, sale, pleine de glaires : elle réagit pour former l'ammoniaque comme aussi les acides libres. C'est un signe de l'évacuation incomplète de la bile et de la vésicule et de ses conduits. La stagnation de la bile dans les voies hépatiques est une condition favorable à la formation des calculs hépatiques : cette formation peut être empêchée par l'emploi de nos pilules à la dose purgative, c'est-à-dire de trois à six pilules. Les mucosités sont le véritable corps du délit favorisant la formation de l'ammoniaque dans les intestins. Quand on ne peut se débarrasser complétement de ces mucosités, il faut, du moins, les restreindre le plus possible. Quelle est donc la cause de l'action bienfaisante de nos pilules combinées ou non avec les eaux de Vichy sur le catarrhe des voies biliaires, sur les selles acides, ammoniacales et sur la formation graveleuse résultant d'une bile à réactions si diverses? La réponse est dans cette assertion, que notre formule de pilules, ainsi que les eaux de Vichy agissent sur les acides comme sur les alcalins. Voici la manière de voir que nous exposons d'après la nature des faits observés. Il est de toute évidence que nos pilules sont, d'après leurs éléments, alcalines, antiseptiques, digestives, diurétiques, calmantes, fondantes, laxatives, purgatives ou drastiques et dépuratives; selon la dose, il est aussi de toute évidence, et sans conteste, que les eaux de Vichy ont tous les effets pour lesquels je les recommande conformément à la vérité et à l'expérience. Elles contiennent, d'après l'analyse, les éléments suivants : sels basiques, alcalins, neutres et terreux, des sulfates, des phosphates, du sel de cuisine, du fer, du manganèse, de l'acide-carbonique libre et associé à l'acidesilicique. Ces éléments entrent dans la composition normale du sang et expliquent pourquoi il est possible que les sources et nos pilules combinées, puissent trouver un emploi avantageux et être un remède curatif dans le cas de bile à réaction si différente. Les sels alcalins servent à la destruction des produits acides jusqu'à leur saturation, les acides servent à saturer les alcalins et l'ammoniaque, les sulfates poussent aux évacuations, aident le mouvement de sortie, les phosphates et le sel marin qui se retrouvent dans la bile sous la forme primitive, après leur trajet à travers le corps humain, ont d'après l'expérience, un effet salutaire dans les catarrhes de tout genre.

Atonie, faiblesse, paresse des organes biliaires et torpidité du foie, digestions difficiles et maux de reins

Les cas d'atonie et de faiblesse réelle des muscles expulseurs de la vésicule et des conduits de la bile sont rares. Ils atteignent surtout les personnes d'un âge avancé et rarement comme conséquence d'une maladie de la moelle épinière, plutôt à cause du gonflement du duodenum, du pylore et d'un épaississement des parois gastriques. C'est un symptôme de la faiblesse de l'âge, et alors cet état du foie est accompagné de la perte de la sensibilité, d'une jaunisse indélébile, de la perte expulsive de l'évacuation de la bile. La bile alors, à peine acide, plutôt ammoniacale et glaireuse, est d'une odeur extrêmement mauvaise dans les selles qu'elle laisse déposer en grumeaux. Elle tombe au-dessous des matières fécales liquéfiées. Par l'emploi de nos pilules, la bile est purifiée et expulsée. La rétention de la bile dans la vésicule et les conduits biliaires est la cause de l'extension démesurée de la vésicule et des canaux et du relâchement des muscles. Les personnes âgées peuvent attendre la guérison de cette atonie par l'usage combiné de nos pilules et de l'eau de Vichy qui pourvoit à l'expulsion de la bile et qui réveille les forces de la vésicule, du moins dans les obstacles à la libre évacuation de la bile, si ces obstacles peuvent être levés. Naturellement la première condition de la guérison est que la vésicule se vide. Si cela ne se fait pas naturellement, cela doit être aidé par notre laxatif qui devient évacuant ou purgatif ou drastique selon la dose et le nombre des pilules. Les pilules de Vichy de notre formule doivent être plusieurs fois répétées jusqu'à ce que l'empêchement ait été vaincu et que la vésicule et les canaux aient été rendus à leur fonction normale. On retire dans ces cas un effet bienfaisant de notre antibilieux combiné avec les sources de Vichy ainsi que de l'usage de bains alcalins, douches alcalines chaudes et froides, ainsi que d'un régime fortifiant.

Hemorragies des voies biliaires

Nos pilules et les sources de Vichy ont montré des effets différents selon leur cause.

Ces deux moyens de traitement combinés ont été quelquefois extraordinairement favorables. Les saignements du foie et des conduits hépatiques et du duodenum occasionnés par accident extérieur ne réclament que rarement l'usage de nos agents thérapeutiques.

Vertiges et maux de tête

L'ivresse ou vertige est une espèce de privation de connaissance avec étourdissement ou nuage devant les yeux, bourdonnements d'oreille, penchant à se laisser tomber. Cela se sent souvent à Vichy et alors cela tient à l'effet de l'acide carbonique répandu dans l'air. Cette sorte de vertige vient le plus souvent de l'estomac. Il faut recommander aux personnes auxquelles cela arrive d'augmenter le nombre de nos pilules et d'user peu de la boisson des eaux de Vichy. Il faut boire moins d'eau minérale, plus lentement et avec de plus longues pauses, tenir le corps libre avec notre formule et rafraîchir souvent le front et les tempes avec de l'eau fraîche.

La constipation, le rhumatisme, la goutte, le diabète, les maladies des voies urinaires et l'obésité seront des sujets traités plus tard. Nous nous contentons actuellement de signaler les vertus curatives de nos pilules dans le traitement de ces maladies.

Emploi des Eaux de Vichy, heures de boisson et heures des repas

Les personnes de tout âge et de tout sexe peuvent employer l'eau des sources de Vichy pour la guérison des maladies indiquées plus haut. Les hommes forts et vigoureux supportent de plus grandes proportions d'eau minérale ; les personnes âgées boivent moins ; les personnes faibles ainsi que les enfants ont l'habitude de boire très peu. Nous avons établi et indiqué par diverses publications la méthode des doses fractionnées et nous la suivons avec tellement de succès que nous ne nous en écarterons jamais. On boit le matin à jeun de 7 heures à 9 heures et l'après-midi, quatre heures après le déjeuner, de 2 heures à 4 heures. On s'habitue vite à la boisson des eaux de Vichy dont le goût est agréable pour beaucoup de personnes. On boit à la source même, en faisant un exercice en plein air, dans une disposition d'esprit agréable, mais en évitant toute excitation de corps et d'âme, tout échauffement, toute fatigue physique et tout ébranlement moral. C'est après le repos de la nuit aussi complet que possible qu'on se rend à la source pour boire. Si on ne peut marcher on se fait porter avec un fauteuil roulant : nous recommandons ce mode de transport à toutes les personnes faibles. C'est une voiture de bon ton à Vichy. On peut aussi, si l'estomac en a besoin impérieusement en se réveillant, prendre une tasse de potage, ou [de lait, ou de café au lait ou de chocolat ou de thé et aller à la source une heure après. C'est une heure après avoir bu à la Grande Grille ou à toute autre source de Vichy que l'on se rend au déjeuner de 10 heures lequel consistera en rôtis, côtelettes, beefsteaks, un plat de légumes verts bien cuits, un œuf et du vin coupé. Les personnes débiles prendront vers 2 heures 1/2 un bouillon ou un lait de poule et l'on se rend de nouveau à la source de 2 heures à 4 heures. Le dîner peut être assez copieux et même le soir avant de se coucher on peut prendre une tasse de thé avec ou sans lait. Généralement on ne prend rien entre le déjeuner de 10 heures et le dîner de 5 heures. Alors on boit à la source de l'après-midi quand la digestion est bien faite ce qui sera différent selon les digestions plus ou moins difficiles. Dans le cas d'une température très élevée le lait caillé est fort bon, tandis que dans les soirées fraîches il faut des fortifiants. Les personnes qui ont la dyspepsie et une lenteur extrême dans la digestion feront bien de boire avant 7 heures du matin dans l'été, d'avancer le déjeuner de 10 heures, de boire à la source six heures après seulement et alors on boit une heure après le premier déjeuner un quart de verre d'eau de la Grande Grille ou de l'Hôpital comme supplément à la ration prescrite, sinon l'on se sent indolent de corps et d'esprit, et grâce à cette addition d'eau minérale on se donne une bonne après-midi. Le commencement de la cure se fait par un petit nombre de grammes. La première semaine est dite préparatoire ; la seconde semaine est la semaine de traitement et la troisième semaine doit être tantôt la période de lavage et tantôt la période de décroissance; cela dépend des tempéraments, des maladies et des individus. Dans le cas de catarrhe violent, de spasme avec coliques hépatiques, d'évacuations de selles fréquentes et douloureuses, il est convenable d'agir par intermittence. Dans les cas de constipation nos pilules répondent à toutes les indications et suppriment les eaux de Birmenstorf, Pulna, Hunadi Janos, et Friederiteshalle. Dans les cas de calculs hépatiques et d'une bile trop riche en acides il faudra des doses plus élevées; mais il sera souvent nécessaire de prendre un ou deux jours de repos de tout traitement surtout si l'effet des eaux s'est montré au début étonnamment bon pour être ensuite trop fort. On doit aussi, lorsqu'on est rentré chez soi, boire de l'eau de Vichy en bouteille non pas froide comme on la tire de la cave mais à une température d'au moins 30° centigrade. Dans les cas d'une grande sensibilité de l'estomac et d'oppression compliquées de crampes d'estomac il faut mêler l'eau de Vichy avec un peu d'eau chaude.

Eau minérale expédiée

Le vichy chez soi n'a de raison d'être qu'à la condition qu'il soit précédé ou suivi d'une ou plusieurs cures à Vichy même. Toutes les sources de Vichy et principalement les sources froides sont bonnes pour l'exportation.

Toutes les sources de Vichy ont les mêmes éléments et doivent produire les mêmes effets. L'eau mise en bouteille perd naturellement, dans le remplissage des bouteilles, une partie de son gaz acide-carbonique. Il se fait peu de dépôts au fond des bouteilles; s'il y en a, il faut l'attribuer à des flocons divers qui, sortis des tuyaux d'ascension, sont arrivés dans les bouteilles pendant le remplissage. Après le bouchonnage il ne se forme plus de dépôts. Dans la méthode de remplissage utilisée jusqu'à ce jour, beaucoup de bouteilles se cassent, surtout par un temps chaud, à cause de l'expansion du gaz acide-carbonique. Un peu d'air atmosphérique ne détruit pas l'effet de cette eau, et toutes les bouteilles qui, au moment du bouchonnage, laissent voir une petite vapeur libre de gaz acide-carbonique à la surface et dans le col de la bouteille et qui contiennent de l'eau limpide et claire sont irréprochables.

L'eau de Vichy est envoyée en tout temps, sauf par les gelées, dans des bouteilles brunes d'un litre. Elle conserve ses propriétés au moins trois ans. On doit garder les bouteilles bouchées couchées dans l'obscurité, de telle sorte que le bouchon reste mouillé. Il ne faut pas les remuer. Si on les ouvre, il faut les reboucher de suite avec un bouchon mince. Les bouteilles portent le nom de la source sur chaque capsule. Elles sont bien bouchées, non garnies de fer blanc, non cachetées. Elles sont envoyées contre remboursement par petite vitesse, par caisse de trente et cinquante bouteilles. Les bouteilles d'un litre sont les plus communes et presque les seules exportées.

Il est à désirer que, pour les demandes provenant de loin et d'endroits éloignés du chemin de fer, on indique la gare la plus voisine, et dans les cas d'expédition par mer, la route et les lieux d'expédition. On adresse les commandes à Vichy, où l'on trouve plusieurs administrations : 1° la Compagnie fermière, au grand établissement de Vichy; 2° MM. Larbaud aîné et Mercier, boulevard des Célestins; 3° M. Nicolas Larbaud, administration de Saint-Jore Larbaud; 4° à l'établissement de Sainte-Marie-de-Cusset (Vichy).

INSTRUCTION ABRÉGÉE

POUR L'EMPLOI

des Pilules antibilieuses de Vichy du docteur Collongues

(médecin consultant à Vichy).

Nos pilules sont le complément utile, nécessaire et indispensable de toute cure de Vichy chez soi et pendant la saison thermale, à Vichy même. Elles favorisent l'expulsion des selles, propriété que les eaux de Vichy ne possèdent pas. Elles détruisent donc la constipation, état particulier qui, à lui seul, suffit pour arrêter les bons effets de la Grande Grille ou de toute autre source de Vichy. Les personnes de tout âge et de tout sexe peuvent en faire usage dans les maladies désignées plus bas. Les hommes forts en supportent une plus grande dose que les personnes faibles.

Propriétés médicinales et thérapeutiques. — L'effet de nos pilules dont les éléments constitutifs sont inscrits sur la boîte, est reconnu, contrôlé, expérimenté et recommandé par le codex ou formulaire pharmaceutique de la science thérapeutique de tous les pays. Cet effet est : antibilieux, laxatif, alcalin, antiseptique, autirhumatismal, antigoutteux, antidiabétique, antigraveleux, anticatarrhal, digestif, diurétique, calmant, tonique, reconstituant, purgatif, antihydropique et dépuratif.

Quantités et qualités. — A la dose d'une pilule par jour (quelquefois deux), l'effet est de maintenir le corps libre tous les jours, d'empêcher la constipation, de rafraîchir la circulation du visage et de la peau, de rajeunir les forces digestives : à la dose de deux pilules par jour, avec ou sans les eaux de Vichy, l'effet est de guérir les coliques hépatiques, néphrétiques, les maladies du foie, d'estomac et d'entrailles; à la dose de deux à trois pilules par jour, ces pilules diminuent notablement et agissent favorablement contre la goutte, les rhumatismes, le diabète, la gravelle et les affections urinaires ; à la dose de trois pilules par jour elles réduisent peu à peu les embarras de l'obésité et triomphent des inconvénients de l'embonpoint ; à des doses plus élevées, elles sont purgatives drastiques et dépuratives viennent à bout des accès de goutte en très-peu de temps, et combattent avantageusement les catarrhes chroniques, les hydropisics et toutes les maladies chroniques.

Mode d'emploi. — C'est immédiatement avant un repas confortable du matin ou du soir qu'on les prend, sans trop déranger ses habitudes.

Le régime prescrit. — Consiste en bouillon gras, jus de viande, avec ou sans pâtes, jaune d'œufs, liébig, revalescière, beaucoup de viandes rôties ou grillées, de toute sorte, viande de boucherie, bœuf, mouton, veau, agneau, poulets, dindes, purées, gelée, vin de Bordeaux, légumes verts, bien cuits au jus de viande. Les repas sont confortables ; il faut une bonne et succulente alimentation ; éviter les mets indigestes, le poivre, le fumer, les alcools. Il faut couper le vin ordinaire, le thé et le café.

Le régime pendant l'emploi de nos pilules administrées seules ou combinées avec l'eau de Vichy est naturellement différent suivant les individus. Je nommerai seulement les mets et la boisson dont il ne faut pas user, si ce n'est dans des cas particuliers. Il faut éviter tous les mets qui fatiguent les organes de la digestion, qui gonflent, trop fortement assaisonnés, acides ou formés d'acides gras, fermentés ou donnant facilement naissance à la fermentation, par exemple les mets fortement salés ou faisandés, ou très-gras, comme la viande de porc, d'oie ou de canard, de poisson fumé, d'anguilles de mer, de saumon, de langoustes et homard, pieds de veau, vol-au-vent, de fromages de haut goût, de vins acides, de glaces, de fruits verts. Le papier tournesol sert à éprouver l'acidité des vins. La bière dans un usage modéré est permise à ceux qui souffrent de faiblesse, d'irritations, de digestions difficiles, aux scrofuleux, aux chlorotiques, à ceux qui sont atteints d'atonie et de torpidité du foie ou qui relèvent de maladies graves. Les spiritueux sont à éviter et en particulier sont nuisibles dans les jaunisses, les coliques hépatiques et les calculs biliaires. Il faut diminuer la bière, le vin, et manger moins de bœuf rôti. En outre, dans les graviers biliaires et urinaires, on doit mettre de côté les asperges, le cresson, les tomates, l'oseille et la groseille; il faut se défier du sucre, des pommes de terre et des farineux, ainsi que des boissons mousseuses, de la salade, du beurre en trop grande quantité. Dans les spasmes, les hémorroïdes et les catarrhes des voies biliaires on fera attention de mettre de côté les boissons froides, la glace, le thé et le café trop forts et la bière trop fermentée.

L'hygiène. — Consiste en promenades en plein air deux fois par jour, sans fatigue, à pied ou en voiture, dans une disposition d'esprit agréable, vivant l'hiver dans les pays chauds, gais et beaux, et l'été dans les contrées agréables, fraîches et vertes. Il faut éviter les veilles, les émotions, mener une vie calme et tranquille, s'habiller chaudement et s'habituer tous les matins à la pratique de l'hydrothérapie. Éviter le froid aux pieds, au cou et au dos ; éviter le trop de chaleur à la tête.

La durée du traitement par les pilules de Vichy, avec ou sans les eaux minérales de Vichy, est de quatorze à vingt-un jours tous les trois ou six mois pendant trois ans. Il ne faut pas d'interruption à tout traitement commencé.

Formule d'un traitement de vingt jours par les doses fractionnées des Eaux de Vichy et par les Pilules laxatives, selon la formule du Dr Collongues.

Tous les matins, pendant vingt jours, immédiatement avant le déjeuner de 10 heures ou le dîner de 5 heures on prend une (quelquefois deux) de nos Pilules laxatives.

NOTA. — Nos pilules sont inaltérables et se conservent indéfiniment. Elles sont nécessaires et indispensables à toute bonne cure de Vichy, chez soi, et pendant la saison thermale, à Vichy même.

Pour bien se traiter et se guérir entièrement il faut faire plusieurs saisons chez soi et à Vichy même.

Le dépôt général des Pilules de Vichy-Collongues est chez M. Ferdinand Desbrest, pharmacien à Vichy.

En cas de diarrhée suspendre les pilules un ou deux jours.

Choix de la source désignée par le Médecin traitant

1re Semaine : 3 fois 30 grmmes (petit verre à bordeaux)
du 1er au 8me jour de 7 à 9 heures du matin, à cinq minutes d'intervalle.

Id. 3 fois 30 grmmes (petit verre à bordeaux) de 2 à 4 heures de l'après-midi, à cinq minutes d'intervalle.

—

Choix de la source désignée par le Médecin traitant

2me Semaine : 3 fois 60 grmmes (verre à bordeaux) de 7
du 8me au 15me jour à 9 heures du matin, à dix minutes d'intervalle.

Id. 3 fois 60 grmmes (verre à bordeaux) de 2 à 4 heures de l'après-midi, à dix minutes d'intervalle.

—

Choix de la source désignée par le Médecin traitant

3me Semaine : 3 fois 90 grmmes (3 1/2 verre ordinaire)
du 15me au 21me jour de 7 à 9 heures du matin, à quinze minutes d'intervalle.

Id. 3 fois 90 grmmes (3 1/2 verre ordinaire) de 2 à 4 heures de l'après-midi, à quinze minutes d'intervalle.

—

Les dix premiers jours bains $^1/_2$ minéraux tous les jours à 34° et courts. Quelquefois tous les deux jours seulement.

Les dix derniers jours bains suivis de douches selon la prescription du Médecin traitant.

Je prescris souvent douche tous les jours pendant vingt jours et bain tous les deux jours.

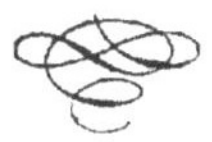

Nice — Imprimerie Anglo-Française, Malvano-Mignon, rue Gioffredo, 62

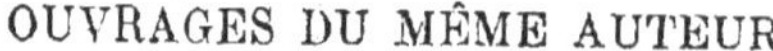

OUVRAGES DU MÊME AUTEUR

Traité de dynamoscopie, ou de l'Appréciation de la nature et de la gravité des maladies, par l'auscultation des doigts de la main. Paris, 1862, 1 v. in-8° de 367 pages.

De la constatation des décès par la disparition lente et graduelle du bourdonnement à la surface du corps après la mort. Paris, 1858, in-8°.

De l'étude du bourdonnement appliquée à la physiologie. Paris, 1859, in-8°.

De l'étude du bourdonnement au bout des doigts, appliquée à l'hémorragie cérébrale ou apoplexie. Paris, 1869, in-18.

Le livre des malades à Vichy. Nice, 1868.

Notice sur les quantités d'eau minérale qu'il convient de boire pendant et après la saison de Vichy; leur meilleur mode d'administration et le régime alimentaire à suivre chez soi, après le traitement thermal. Vichy, 1871, in-8°.

Le climat de Vichy. 1871, in-16.

Le Bioscope appliqué à la Physique, à la Botanique, à l'étude des Eaux minérales, à la Physiologie, à la Pathologie et à la Médecine légale. Paris, 1874, in-8°.

Le Bioscope appliqué à la mesure des fonctions de la sécrétion cutanée. Paris, 1876, in-8°.

De l'Hygrodermométrie physiologique et clinique dans ses rapports avec la richesse et la pauvreté du sang. Paris, 1876, in-8°,

Des merveilleux effets de la Grande-Grille sur le rétablissement de l'équilibre normal des forces vitales organiques pendant le traitement thermal de Vichy. 1878.

INSTRUMENTS DE MÉDECINE INVENTÉS PAR L'AUTEUR

Dynamoscope (pour la perception des vibrations dans les tissus vivants).

Nécroscope (pour la constatation des décès).

Diapason dynamoscopique (mesure-type des vibrations dans les tissus vivants).

Pneumonoscope (Appareil reproducteur de tous les bruits et râles de l'auscultation de la poitrine, pour faciliter et enseigner promptement aux élèves en médecine cette branche de la science). Découverte couronnée par la Faculté de Paris, en 1867.

Le Bioscope, applications à la physique et à la constatation des décès.

Mémoire sur la découverte du Bioscope concourant pour le prix d'Ourches, 1871-1872. (*Archives de l'Académie de Médecine*).

www.ingramcontent.com/pod-product-compliance
Lightning Source LLC
LaVergne TN
LVHW012017160826
845678LV00002B/890

9782329663883